RÉPUBLIQUE FRANÇAISE

Liberté — Égalité — Fraternité.

CONSEIL DÉPARTEMENTAL

D'HYGIÈNE DE L'AISNE

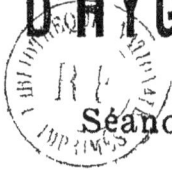

Séance du Mardi 28 juin 1910.

FONCTIONNEMENT

du Service départemental

DE LA VACCINE

EN 1909.

RAPPORT

PRÉSENTÉ AU NOM DE LA

COMMISSION DE CONTROLE

par M. le Dr Jules MEYER (✳. ✪ A),

Médecin-major de 1re classe,

Médecin chef des salles militaires de l'hospice mixte de Laon,

et Délibération du conseil.

LAON

Imprimerie du *Journal de l'Aisne*, 22, rue Sérurier

1910

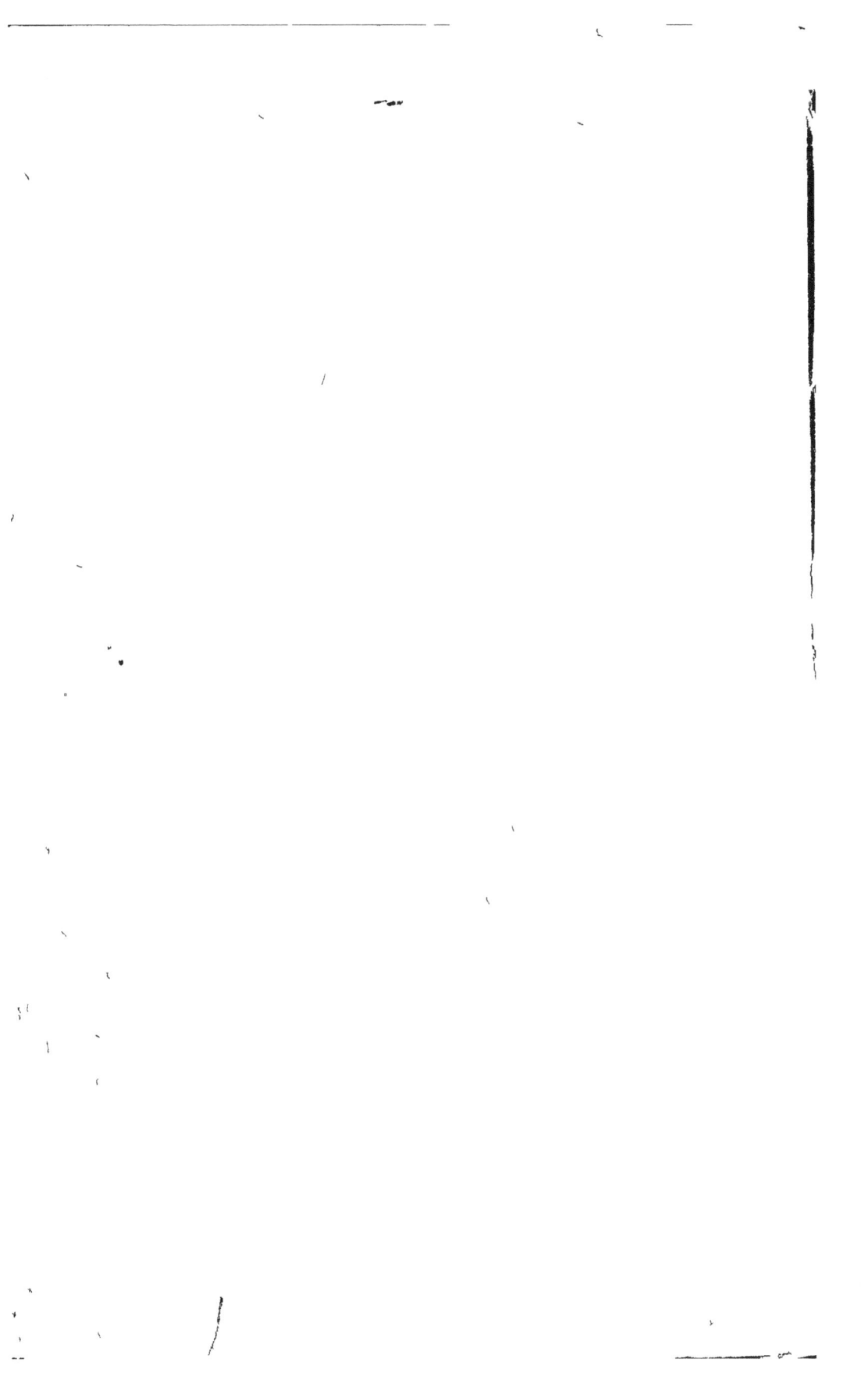

RÉPUBLIQUE FRANÇAISE

Liberté — Égalité — Fraternite.

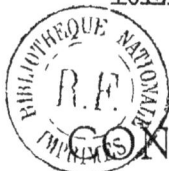

CONSEIL DÉPARTEMENTAL

D'HYGIÈNE DE L'AISNE

Séance du Mardi 28 juin 1910.

FONCTIONNEMENT

du Service départemental

DE LA VACCINE

EN 1909.

RAPPORT

PRÉSENTÉ AU NOM DE LA

COMMISSION DE CONTROLE

par M. le Dr Jules MEYER (✳. ⚜ A),

Medecin-major de 1re classe,

Médecin chef des salles militaires de l hospice mixte de Laon,

et Délibération du conseil.

LAON

Imprimerie du *Journal de l'Aisne*, 22, rue Sérurier

1910

CONSEIL DÉPARTEMENTAL D'HYGIÈNE DE L'AISNE.

Séance du Mardi 28 juin 1910.

FONCTIONNEMENT DU SERVICE DÉPARTEMENTAL
DE LA VACCINE EN 1909.

M. le docteur MEYER, au nom de la commission de contrôle du service départemental de la vaccine, lit son rapport :

« MESSIEURS,

« Il faut, tout d'abord, constater que, pendant l'année 1909, on a observé dans l'ensemble du département :

« Deux cas de variole à Guise et à Iron ;

« Deux cas bénins de varioloïde, sans décès, dans l'arrondissement de Château-Thierry.

« Nous n'avons pas de renseignements détaillés sur les uns ou les autres, mais ces constatations numériques sont intéressantes au début de ce rapport qui représentera le fonctionnement du service départemental de la vaccine sous des couleurs un peu sombres.

« Les quelques médecins vaccinateurs (22 sur 94) qui ont bien voulu accompagner leurs états d'observations plus ou moins complètes, sont unanimes à constater que les sujets soumis à la deuxième revaccination, de 20 à 21 ans, sont absolument réfractaires.

« Si, comme le signale le D' Hocquette (Sains-Richaumont) : « Les jeunes gens ne répondent pas à « l'appel parce qu'ils travaillent et ne veulent pas quitter « leur travail, ils prétextent qu'ils seront revaccinés au « régiment », il faut déclarer que c'est là un simple prétexte. Il nous paraît plus conforme à la réalité de dire, avec le D¹ Chapelle (Saint-Erme) : « Un préjugé « règne encore à la campagne qui attribue à l'enfance « seulement la nécessité de l'inoculation vaccinale, « comme si cette inoculation procurait une immunité « perpétuelle ». A cet égard, le Dʳ Faleur (Ribemont) cite le cas de « certaines mamans de 20 à 21 ans qui « amènent leur nouveau-né mais refusent de se sou- « mettre à la revaccination ».

« En ce qui concerne les premières revaccinations, entre 10 et 11 ans, les réfractaires sont beaucoup moins nombreux et on peut espérer qu'on arriverait, assez faci- lement, à en diminuer le nombre en imitant le D¹ Carré (Guise), qui « vaccine les enfants à l'école même, bien « secondé par les instituteurs et les institutrices ».

« Pour les premières vaccinations — particulièrement importantes — il y a des différences considérables entre les diverses communes. Les rapports contiennent de nombreuses plaintes : Le Dʳ Plichon (Saint-Michel) dit : « Il y a une indifférence complète de la population « quand on agit dans l'intérêt de sa santé ». Le D¹ Lefeb- « vre (Bohain) cite « la commune de Prémont, localité « de 1.500 habitants, où il n'est arrivé à vacciner qu'une « vingtaine d'enfants ». Le D¹ Petit (Brunehamel) cite « la commune de Brunehamel, où il y a toujours 2/3 « d'absents ».

« Quant aux causes qui motivent l'indifférence des populations, certains les attribuent aux maires ; le D¹ Pra- doura (Nauroy) dit : « Indifférence de l'autorité muni- « cipale » ; le Dʳ Grimpret (Vervins) est encore plus catégorique : « Les récalcitrants sont rares, on les ren- « contre dans les communes où l'autorité municipale « est nulle ou à peu près ».

« L'influence des maires n'est évidemment pas négli- geable, c'est ainsi que le Dʳ Chapelle (Saint-Erme) dit : « MM. les maires et secrétaires de mairie déploient un « zèle louable à la vulgarisation de la vaccine, faisant, « au besoin, prévenir individuellement les parents des « enfants ».

« La loi n'est pas appliquée et beaucoup de médecins

vaccinateurs réclament des sanctions : Le D¹ Menu (Laon) demande « des sanctions rendant la loi effi-« cace » ; le D¹ Geoffroy (La Fère) écrit : « Il y aurait « lieu de donner plus de sanctions légales, si possible »; le Dʳ Charrade (Guise) dit : « Il serait indispensable que « l'on emploie les moyens de coercition que la loi met « à la disposition des autorités compétentes »; le D¹ Cha-pelle (Saint-Erme) écrit : « Une légère sanction, telle « qu'une amende minime, frappant les réfractaires, ferait « entrer complètement dans nos mœurs l'habitude de « la revaccination décennale » ; le Dʳ Hocquette (Sains-Richaumont) constate que « l'absence de sanction fait « que tous les ans le nombre des opérations vaccinales « va en diminuant dans sa circonscription et c'est prin-« cipalement dans les grosses agglomérations qu'il y a « le plus de manquants ».

« Certains médecins vaccinateurs proposent des moyens de faire mieux observer la loi: Le Dʳ Menu (Hir-son) préconise « d'exiger le certificat de deuxième re-« vaccination au moment de la revision ou de l'inscrip-« tion sur les listes de recrutement, de même, en ce qui « concerne les jeunes filles, les secrétaires de mairie « pourraient l'exiger au moment du mariage par « exemple » ; le D¹ Balâtre (Condé-en-Brie) demande « des convocations individuelles expliquant à chaque « sujet soumis à la loi, ou à son représentant, l'utilité « de la vaccine et rappelant en même temps les dates « des séances ».

« Le Dʳ Lefebvre (Bohain) doit être cité plus longue-ment : « Sans doute, dit-il, pour le service des vaccina-« tions, la loi de 1902 laisse au maire la charge de « dresser les listes des assujettis et d'exercer, le cas « échéant, les poursuites contre les insoumis. Mais quel « maire, *magistrat élu* et partant dont le rôle habituel « est plutôt de défendre, excuser, protéger ses admi-« nistrés, partout, toujours, en toutes circonstances, « consentirait à requérir, à exercer des poursuites contre « les insoumis de sa commune, consentirait à se heurter « à des résistances avec lesquelles un élu doit toujours « compter ? Aucun...... aucun n'acceptera d'être gen-

« darme, même sanitaire, dans sa commune. Ah ! mais
« non ! !

« La nécessité de faire surveiller l'exécution de la loi
« du 15 février 1902 paraît cependant de toute évidence
« et il est certain que l'application des mesures d'hy-
« giène, quelquefois d'apparence vexatoire pour nos
« populations rurales (fraudeuses en général, et dont
« l'éducation hygiénique se fait si lentement), ennuyeuses
« à supporter par les intéressés, ennuyeuses à supporter
« par ceux qui en profitent, ennuyeuses à imposer par
« MM. les maires, réclame une surveillance sérieuse
« et constante.

« Aussi, selon moi, la création d'un poste d'*inspecteur*
« *d'hygiène* s'impose absolument : ce fonctionnaire
« départemental (par sa situation indépendante des
« contingences locales) semblant tout indiqué pour se
« substituer aux maires et remplacer complètement
« ceux-ci dans la surveillance de l'exécution des lois et
« arrêtés relatifs à l'hygiène et à la santé publiques ».

« Ce rapport serait incomplet s'il ne faisait entendre,
d'autre part, ceux qui sont satisfaits : le Dⁱ Verneuil
(Blérancourt) écrit : « En général, le public ne se mon-
« tre pas trop réfractaire à l'opération imposée par la
« loi » ; plus satisfait, le Dⁱ Frémont (Anizy-le-Château)
dit : « Les intéressés se soumettent avec bienveillance
« à l'application de la loi » ; le Dⁱ Agricole (Ambleny)
s'exprime en ces termes : « La population s'habitue à
« ces séances annuelles et ne croit plus que si l'on
« vaccine, c'est à cause d'épidémie régnante ; il est rare
« qu'avec deux séances on n'arrive pas à avoir tous les
« sujets qui doivent satisfaire à la loi. Les instituteurs
« chargés de préparer les séances le font avec beaucoup
« de sollicitude, le local est toujours chauffé si la saison
« est inclémente ».

« Pour terminer, enfin, cette revue d'ensemble, il faut
mentionner que le service de la vaccination a commencé
à fonctionner à Saint-Quentin : Le Dⁱ Damaye (Saint-
Quentin) écrit : « Pour la première fois, en l'année 1909,
« le service départemental de la vaccine a fonctionné a

« Saint-Quentin, mais encore imparfaitement, car le
« bureau d'hygiène n'est qu'en voie d'organisation et
« manque de personnel ».

« QUALITÉ DU VACCIN.

« Tous les médecins vaccinateurs emploient le vaccin
provenant de l'Institut de vaccine de la rue Ballu
(Dʳ Saint-Yves Ménard) et s'en déclarent satisfaits, en
termes plus ou moins élogieux : satisfaisant, bon, excel-
lent, — seul le Dʳ Gérard (Moncornet) donne une note
un peu discordante : « Le vaccin fourni en 1909 m'a
« paru moins virulent que celui de 1908 ». On trouvera
cette observation peut-être un peu exigeante si l'on
remarque que notre confrère enregistre 54 succès sur 54
primo-vaccinations et une proportion de 23,5 % de
succès pour les revaccinations.

« Deux médecins vaccinateurs, le Dʳ Kypriotis (Beau-
revoir) et le Dʳ Agricole (Ambleny), utilisent du vaccin
provenant de l'Institut du Dʳ Chaumier, de Tours.

« VACCINATION DES NOMADES.

« M. le sous-préfet de l'arrondissement de Soissons
est le seul qui, dans ses observations générales, fasse
mention des nomades : « Tous les étrangers et les
« nomades qui stationnent dans les communes de la
« circonscription sont invités à justifier qu'ils se sont
« soumis aux obligations du service de la vaccine ».
Mais nous avons, d'autre part, les doléances du Dʳ Capart
(Montbrehain), il écrit : « Malgré le nombre important
« de nomades et d'étrangers parcourant la contrée, le
« médecin vaccinateur n'a pas été jusqu'à présent convié
« par les municipalités à exercer sa surveillance sur ces
« personnes au point de vue des vaccinations ou revac-
« cinations ».

« Aucun autre des médecins vaccinateurs ne parlant
des nomades, on est autorisé à craindre que les nomades,
ces ennemis-nés de l'hygiène publique, ne soient insuf-
fisamment surveillés

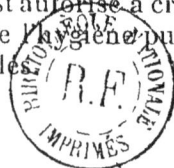

« ORGANISATION ADMINISTRATIVE DU SERVICE.

« Le Dr Follet (Étréaupont) demande que les deux communes d'Étréaupont et de Sorbais soient rattachées à la circonscription de La Capelle dont elles dépendent géographiquement ; la même demande étant formulée par le Dr Grimpret (Vervins), il semble facile de donner satisfaction à ce *desideratum* par une modification à l'arrêté préfectoral du 23 novembre 1904.

« Quelques médecins vaccinateurs se plaignent de la complexité de la paperasserie. Le Dr Menu (Laon) réclame « simplification de la paperasserie qui risque de « rendre la loi odieuse aux maires, aux instituteurs et « aux vaccinateurs ». Ces plaintes sont justifiées, elles ont été signalées dans le Rapport de 1908 de la commission de contrôle du service départemental de la vaccine et le conseil départemental d'hygiène, dans sa délibération, a émis le vœu « que le service de la vaccine « soit simplifié au point de vue de la paperasserie ».

« Il y aurait, peut-être, plus de chances de succès, si tous les intéressés présentaient des observations plus détaillées et, étant eux-mêmes les artisans de leur bonheur, indiquaient clairement comment peuvent être réalisées les simplifications.

« RÉSULTATS GÉNÉRAUX.

« Le dossier que nous avons essayé d'analyser devant vous comprend encore des tableaux de récapitulation générale, par commune et par arrondissement, il y a là un ensemble majestueux de documents numériques et pourtant nous n'en avons point fait état ; il a suffi, en effet, de jeter un coup d'œil sur cette masse imposante pour constater qu'il s'agissait d'un colosse aux pieds d'argile.

« Les trente-trois colonnes que comporte la contexture des états finissent par aboutir à la plus complète imprécision.

« L'article 6 de la loi du 15 février 1902 prescrit : « La vaccination antivariolique est obligatoire au cours

« de la première année de la vie, ainsi que la revacci-
« nation au cours de la onzième et de la vingt-et-unième
« année ».

« Le décret du 27 juillet 1903 prévoit à son article 9 :
« Dans le cas d'insuccès, la vaccination doit être renou-
« velée une deuxième et au besoin une troisième fois ».

« Il résulte de ces prescriptions légales qu'il est toujours difficile de préciser d'une façon exacte, à un moment
donné, le nombre des sujets qui ont satisfait aux obligations de la loi. Il y a, suivant les communes, la plus
grande discordance pour évaluer le nombre des sujets
ayant satisfait à la loi.

« Ici, on compte comme ayant satisfait à la loi le total
des sujets ayant été vaccinés (sans tenir compte des
résultats) et des sujets ayant produit un certificat (Soissons, Vervins, etc.).

« Ailleurs, c'est le total des sujets ayant été vaccinés
avec succès et de ceux ayant produit un certificat qui
représente le nombre des sujets ayant satisfait à la loi
(Saint-Quentin, Laon, etc.).

« Dans d'autres communes, enfin, on ne tient pas
compte des sujets ayant produit des certificats.

« Dans ces conditions, les chiffres totaux ne représen-
tent plus rien d'exact. Il y a mieux encore.

« A Château-Thierry, on enregistre 5 sujets vaccinés
de zéro à un an, un certificat produit, et on trouve un
total de 39 sujets de cet âge ayant satisfait à la loi.

« Puis, toujours dans la même commune, 12 sujets
de 1 à 10 ans vaccinés, un certificat produit du même
âge, et on donne un total de 23 sujets en règle avec la
loi.

« Nous ne lasserons pas la patience en continuant,
ces quelques faits suffisent, pensons-nous, à montrer le
peu de confiance qui peut être accordé à ces tableaux
numériques. Les chiffres sont inscrits au hasard, sans
contrôle, au gré des maires, et les totaux généraux ne
signifient rien, voilà la vérité !

« Une remarque encore, pour en finir. Nous avons
fait la constatation stupéfiante suivante : Dans la ville
de Laon, on enregistre, pour 15.288 habitants, 20 sujets

vaccinés, 4 sujets revaccinés, aucun certificat produit, et au total 7 sujets ayant satisfait à la loi.

« Lorsque la ville chef-lieu du département donne un semblable exemple, le D' Lefebvre (Bohain) a bien raison de se demander si la loi n'existe que pour les naïfs.

« Le dossier soumis à notre examen contient aussi, pour l'arrondissement de Laon, la nombreuse correspondance que la préfecture a dû échanger avec MM. les maires et les médecins vaccinateurs ; ce dossier témoigne, chez les uns et les autres, indifférence, insouciance et manque d'entente.

« Le dossier comprend, enfin, une lettre adressée à M. le préfet par la maison Blanzy, Poure et C¹ᵉ, demandant que le conseil départemental d'hygiène préconise l'emploi du vaccinostyle individuel

« Le vaccinostyle, si ingénieusement imaginé par un médecin militaire, le D' Mareschal, permet, par son prix infime, d'employer un instrument neuf ou stérilisé sur chaque sujet, il évite le danger des maladies transmissibles ; il est certainement connu de tous les médecins vaccinateurs qui savent que son emploi est presque réglementaire dans l'armée, cependant il ne serait pas inopportun de préconiser une fois encore l'emploi de cette plume à vacciner.

« CONCLUSIONS.

« Après avoir examiné les divers éléments du dossier sur le fonctionnement du service départemental de la vaccine en 1909, nous devons noter quelques conclusions.

« Les prescriptions de la loi sur la protection de la santé publique, en ce qui concerne la vaccination, ne sont pas observées avec toute l'exactitude désirable dans le département de l'Aisne.

« La responsabilité de cette situation fâcheuse incombe à MM. les maires et à MM. les médecins vaccinateurs dont l'action doit être concordante.

« Il y a lieu de souhaiter que MM. les médecins vaccinateurs se conforment aux prescriptions de l'arrêté préfectoral du 23 novembre 1901, qu'à l'appui des états de leurs opérations ils donnent des renseignements plus complets et développent leurs propositions pour l'amélioration du fonctionnement du service.

« Dès à présent, des sanctions paraissent s'imposer :

« Depuis plusieurs années, M. le Dᵗ Menu (Hirson) détient le record des opérations pratiquées, cette année encore il atteint un total de 1.157 opérations vaccinales. Le Dr Menu signale à la bienveillance de M. le préfet les personnes dont les noms suivent pour la propagande en faveur de la vaccine, le zèle déployé et la bonne tenue des listes :

« 1º M. le maire d'Effry et M. Martin, instituteur à Effry.

« 2º Mᵐᵉ Meuret, institutrice à Quiquengrogne (Wimy).

« 3º M. le garde champêtre de Mondrepuis.

« 4º M. le garde champêtre d'Origny-en-Thiérache.

« 5º M. Potin, secrétaire de mairie à Hirson.

« C'est un devoir agréable pour nous d'appeler la bienveillance de M. le préfet sur M. le Dᵗ Menu, médecin vaccinateur à Hirson, comme sur ses collaborateurs.

« Quelques médecins vaccinateurs semblent totalement ignorer — et depuis plusieurs années — les devoirs des fonctions qu'ils ont acceptées, ne conviendrait-il pas de leur demander leur démission ?

« M. l'inspecteur d'Académie et MM. les inspecteurs primaires pourraient, semble-t-il, intervenir utilement près de MM. les instituteurs et de Mᵐᵉˢ les institutrices pour les engager à faire connaître, dans nos campagnes, l'utilité des vaccinations et revaccinations successives ; la première revaccination pourrait être pratiquée dans les écoles. En augmentant ainsi la contribution déjà grande, nous le savons, qu'ils donnent à la propagation de la vaccine, nos maîtres populaires resteraient dans leur rôle d'éducateurs de la démocratie.

« L'attention doit à nouveau être appelée sur la surveillance des nomades.

« Il est à souhaiter que toutes les personnes collaborant au fonctionnement du service départemental de la vaccine proposent les simplifications à la paperasserie qu'elles conçoivent.

« Il serait à examiner enfin, si, à défaut d'un inspecteur départemental d'hygiène, la commission de contrôle ne pourrait pas être chargée d'exercer une surveillance plus effective sur le fonctionnement du service. »

M. LE PRÉSIDENT se fait l'interprète du conseil tout entier en félicitant M. le Dr Meyer de son rapport si bien étudié et si bien documenté.

M. BERTHELLOT, secrétaire général de la préfecture, fait observer que l'article 19 de la loi du 15 février 1902 peut donner satisfaction au désir exprimé par M le rapporteur, en ce qui concerne le service d'inspection.

Cet article est, en effet, ainsi conçu :

« Si le préfet, pour assurer l'exécution de la présente
« loi, estime qu'il y a lieu d'organiser un service de
« contrôle et d'inspection, il ne peut y être procédé
« qu'en suite d'une délibération du conseil général
« réglementant les détails et le budget du service ».

Il suffirait donc que M. le préfet soumette au conseil général un projet d'organisation de l'inspection départementale, le budget de ce nouveau service devant être rattaché d'ailleurs aux autres dépenses nécessitées par l'application de la loi de 1902.

M. LONCQ rappelle que le conseil général a déjà *refuse* plusieurs fois de voter la création de l'inspection départementale, que le conseil d'hygiène avait demandée dès 1902, et il est probable qu'une nouvelle tentative n'aurait pas plus de succès.

M. BERTHELLOT répond que, sans préjuger la décision à intervenir, on peut toujours faire une nouvelle proposition à l'assemblée départementale. Il est possible qu'en insistant et en faisant ressortir la nécessité d'un contrôle effectif des services d'hygiène, dont le développement et l'importance augmentent chaque jour, on arrive enfin au but désiré.

M. Loncq ne voit pas d'inconvénient à renouveler un vœu sur lequel M. le préfet pourrait appuyer sa proposition.

Mais il estime qu'il serait préférable, et plus sûr, pour vaincre la résistance de certains conseils généraux, de renouveler le vœu, déjà émis par plusieurs de nos collègues des commissions sanitaires et le conseil départemental lui-même, que le service de contrôle et d'inspection prévu à l'article 19 de la loi du 15 février 1902 soit rendu *obligatoire* par une modification aux dispositions de cet article, et que l'inspecteur départemental, nommé dans les conditions indiquées au rapport dont le conseil a bien voulu adopter les conclusions à l'unanimité le 18 juin 1902, soit pourvu *nécessairement* du diplôme de docteur en médecine et du certificat spécial d'études d'hygiène.

C'est donc sur cette proposition ferme qu'il demande à ses collègues de vouloir bien voter.

D'autre part, M. Loncq voudrait adresser au conseil une autre requête et lui proposer de décider que le remarquable rapport de M. Meyer sera tiré à part et envoyé aux médecins vaccinateurs, aux maires et aux conseillers généraux du département.

DÉLIBÉRATION.

Le vœu et la proposition de M. Loncq sont successivement mis aux voix et adoptés.

Chacune des conclusions du rapport est mise aux voix et adoptée.

L'ensemble des conclusions du rapport et les deux propositions additionnelles sont ensuite mis aux voix et adoptés à l'unanimité.

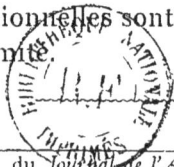

LAON. — Imp du Journal de l'Aisne, 22, rue Sérurier.